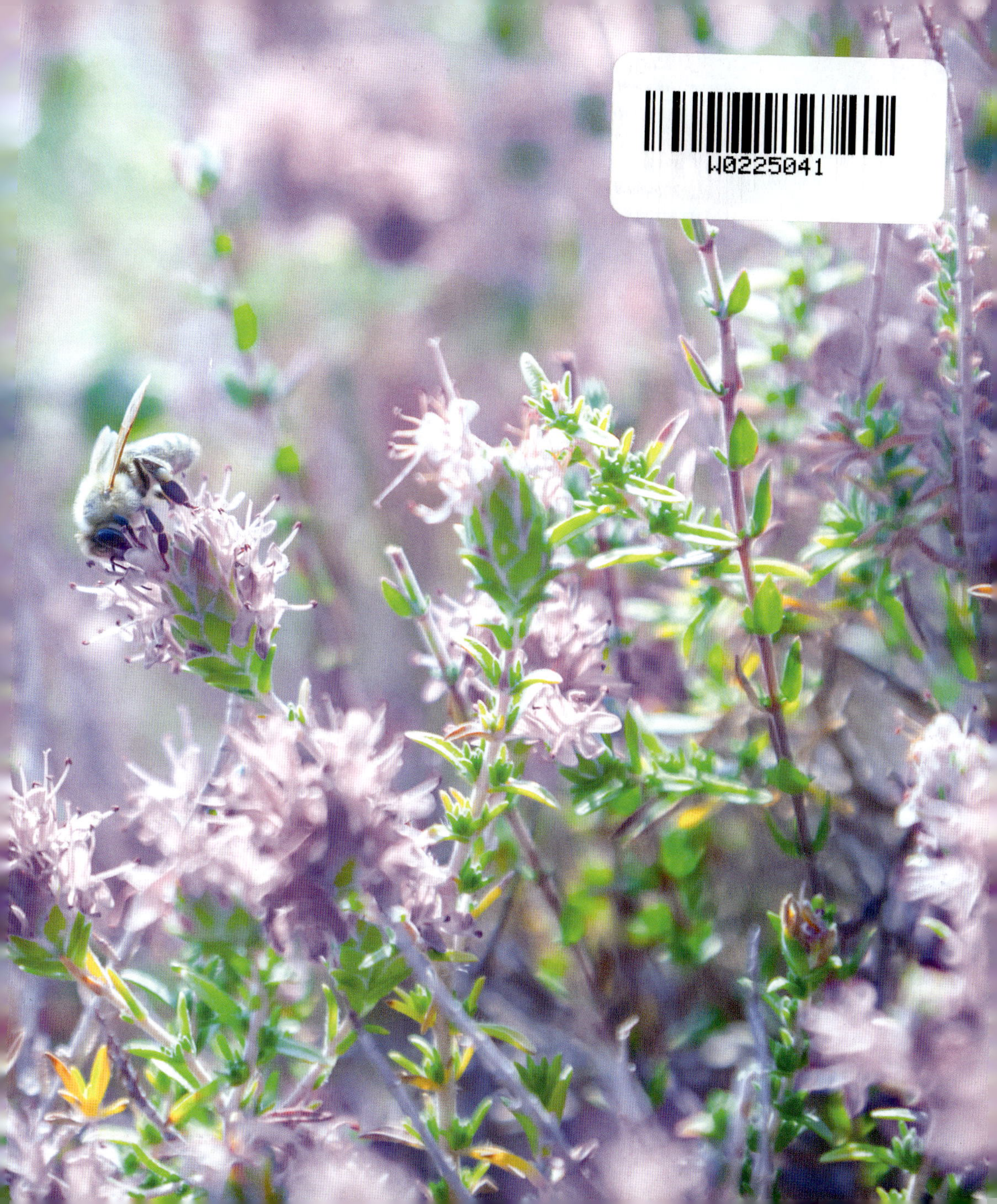

Die Seele liebt in allen Dingen das diskrete Maß.
Deshalb soll sich der Mensch in allen Dingen
selbst das rechte Maß auferlegen.

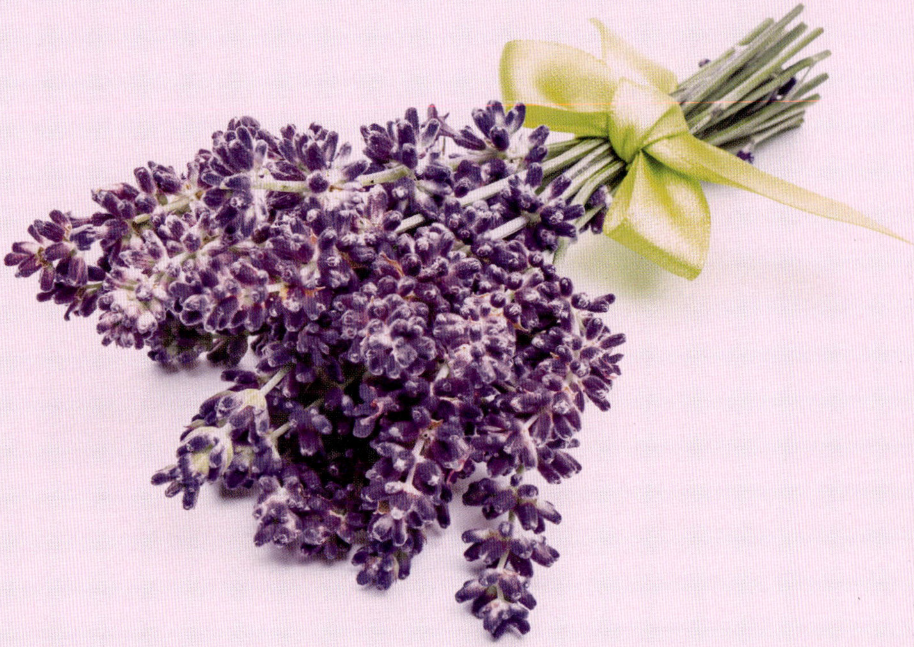

Hildegard von Bingen

Tu deiner Seele etwas Gutes

Hildegards Kräuterweisheiten

benno

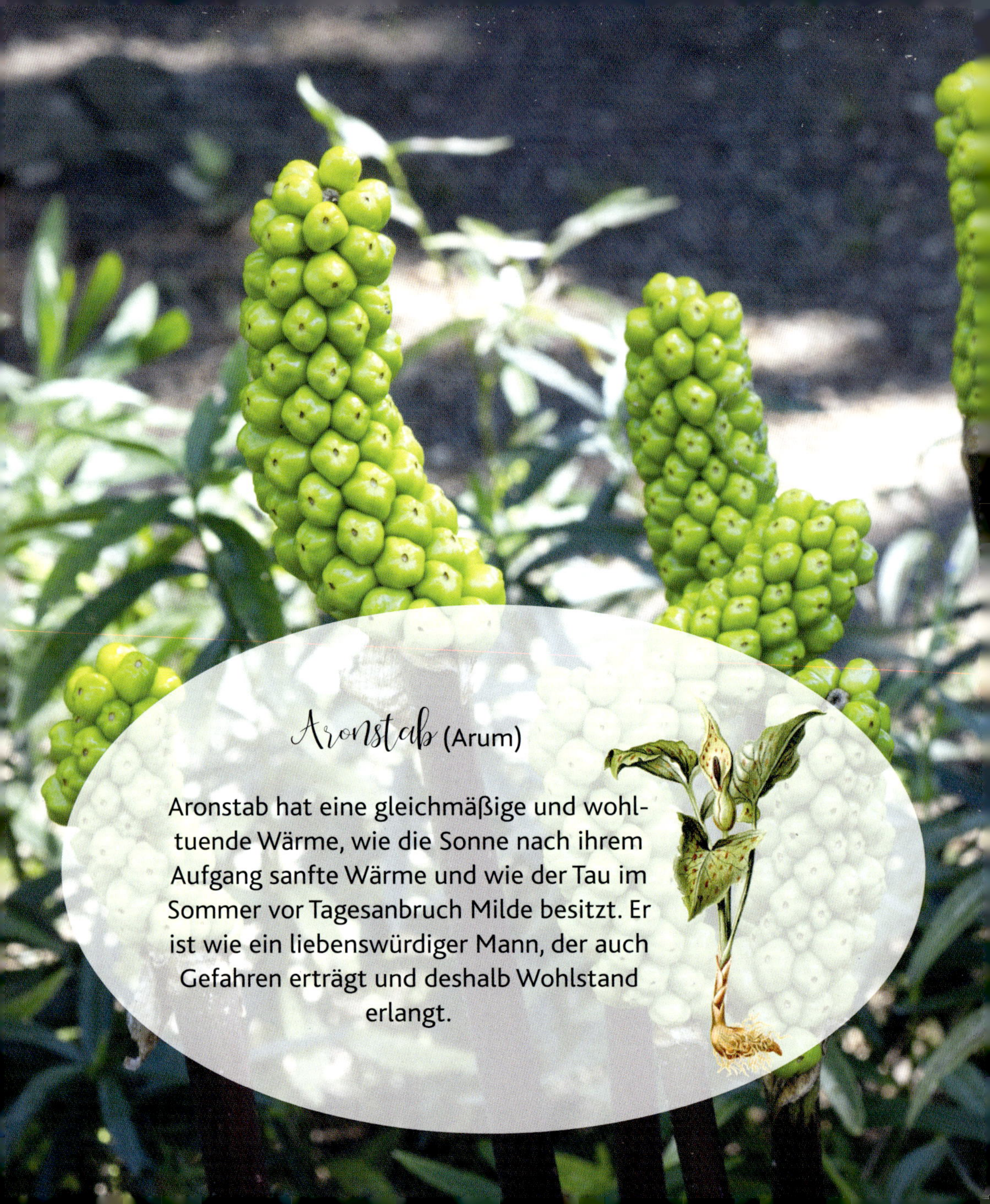

Aronstab (Arum)

Aronstab hat eine gleichmäßige und wohltuende Wärme, wie die Sonne nach ihrem Aufgang sanfte Wärme und wie der Tau im Sommer vor Tagesanbruch Milde besitzt. Er ist wie ein liebenswürdiger Mann, der auch Gefahren erträgt und deshalb Wohlstand erlangt.

Wir müssen auf die Stimme
unserer Seele hören,
wenn wir gesunden wollen.

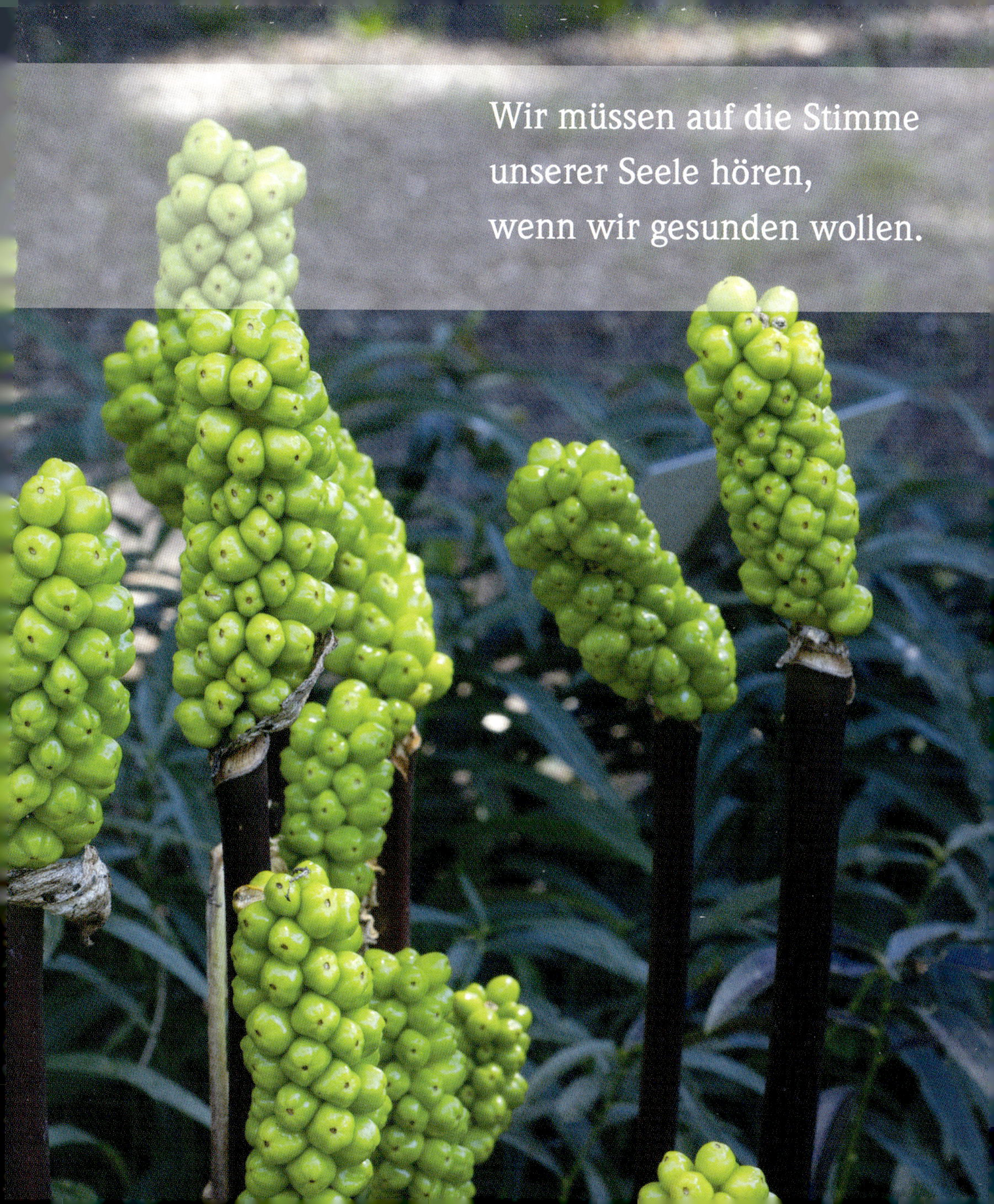

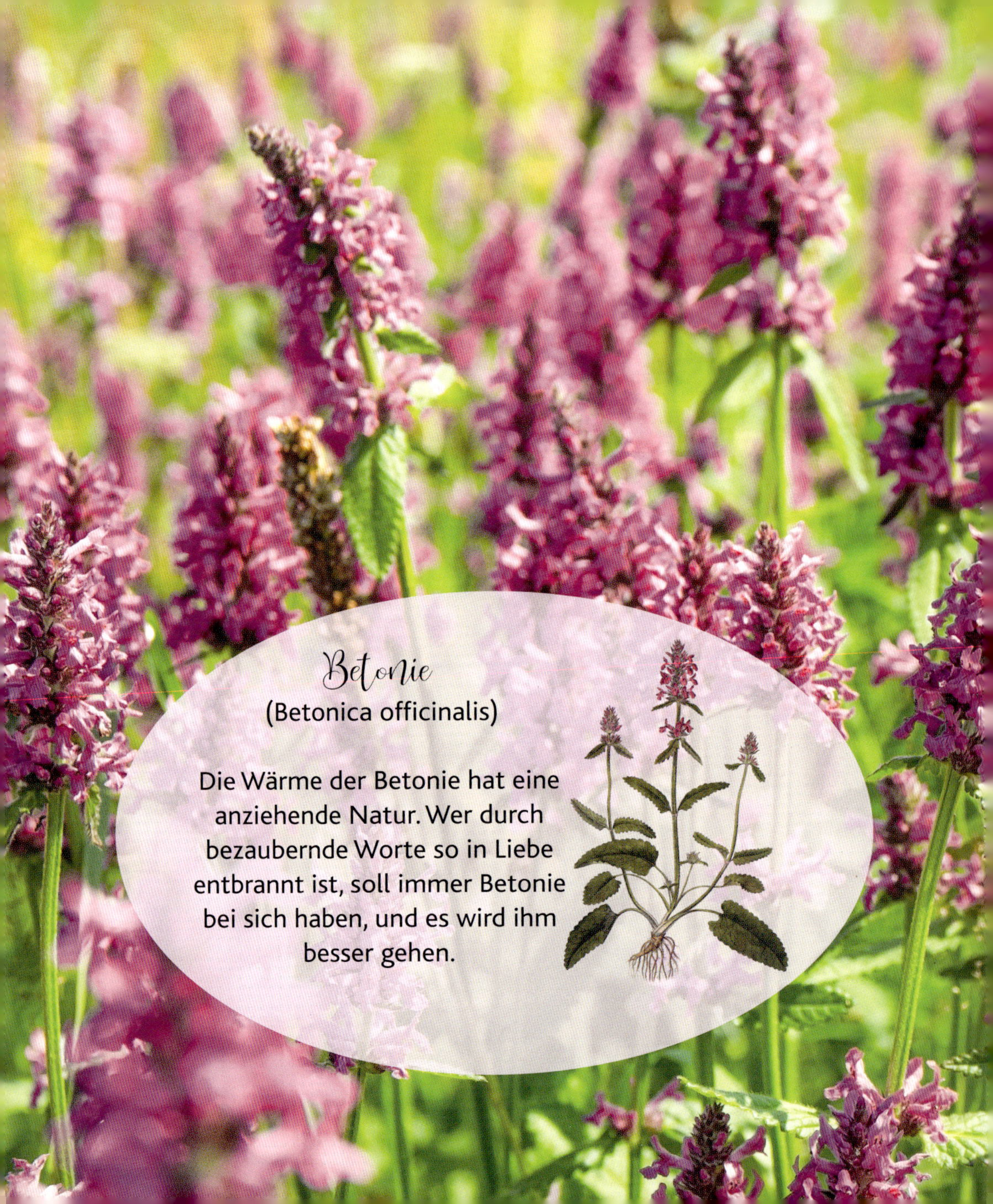

Betonie

(Betonica officinalis)

Die Wärme der Betonie hat eine anziehende Natur. Wer durch bezaubernde Worte so in Liebe entbrannt ist, soll immer Betonie bei sich haben, und es wird ihm besser gehen.

Des Menschen Heimat ist Gott,
und dem Geheimnis von Gottes Liebe verdankt er
seine Entstehung. Der Mensch ist ein Bild Gottes
und ein Partner aller Schöpfung.
So war es Gottes Plan von Anfang an.

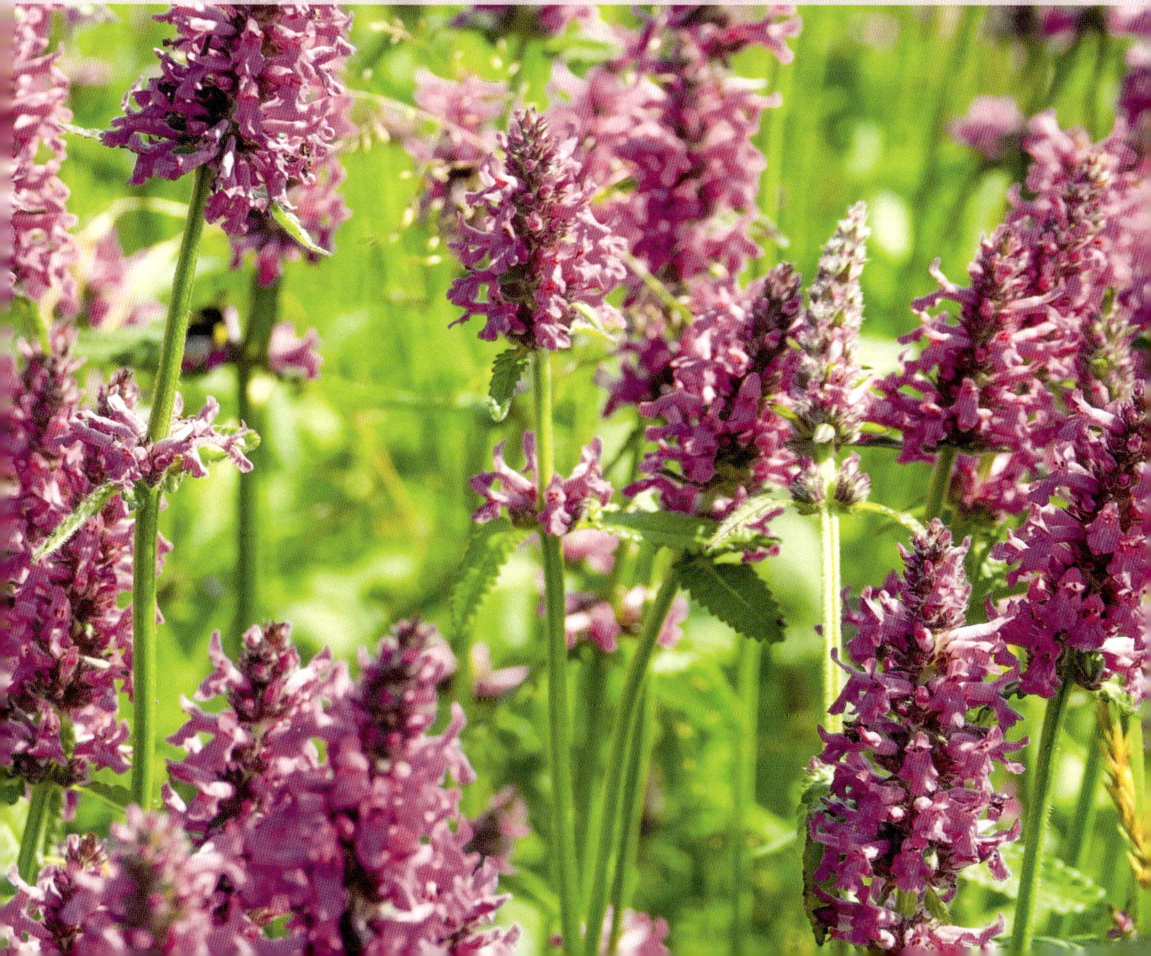

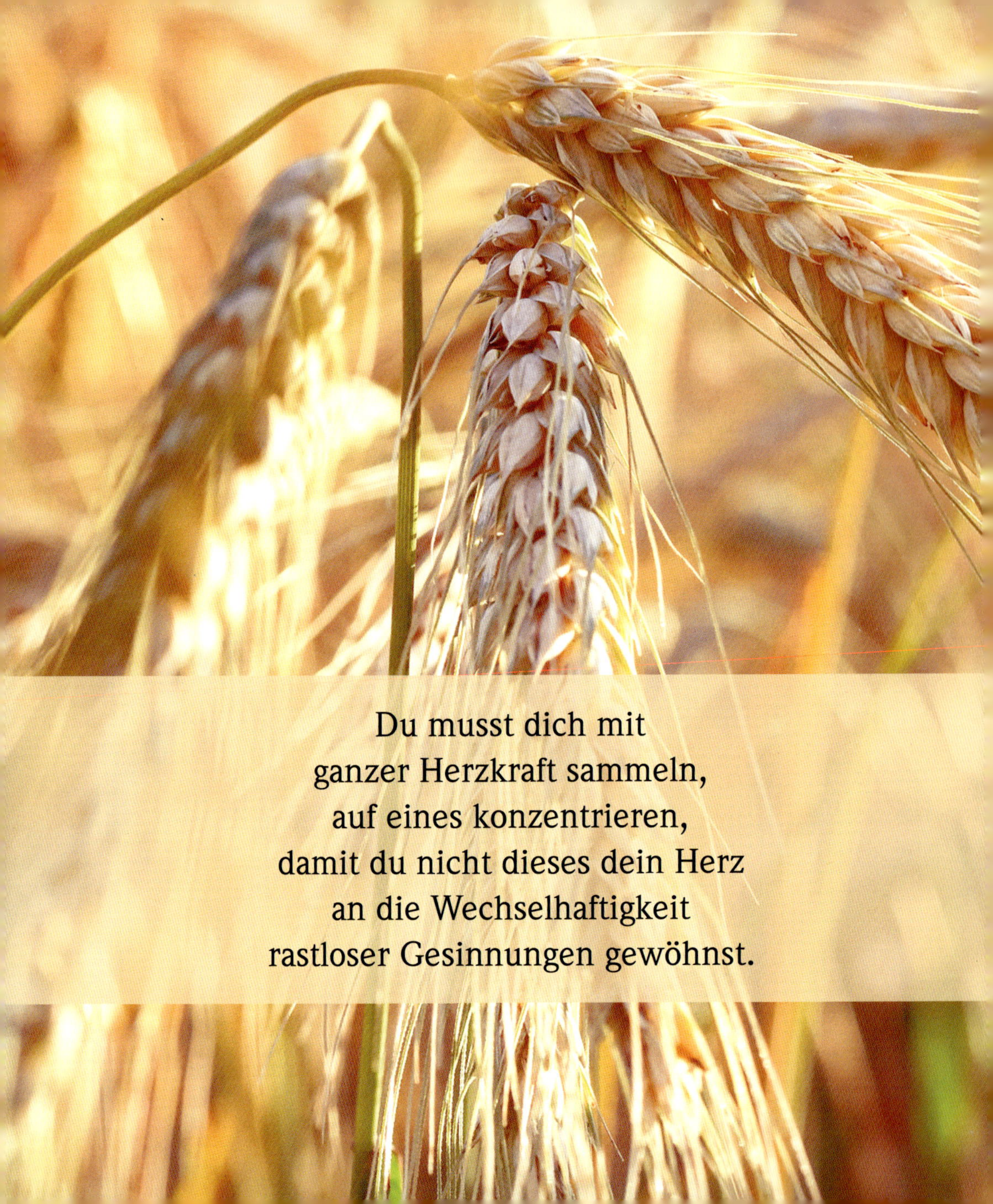

Du musst dich mit
ganzer Herzkraft sammeln,
auf eines konzentrieren,
damit du nicht dieses dein Herz
an die Wechselhaftigkeit
rastloser Gesinnungen gewöhnst.

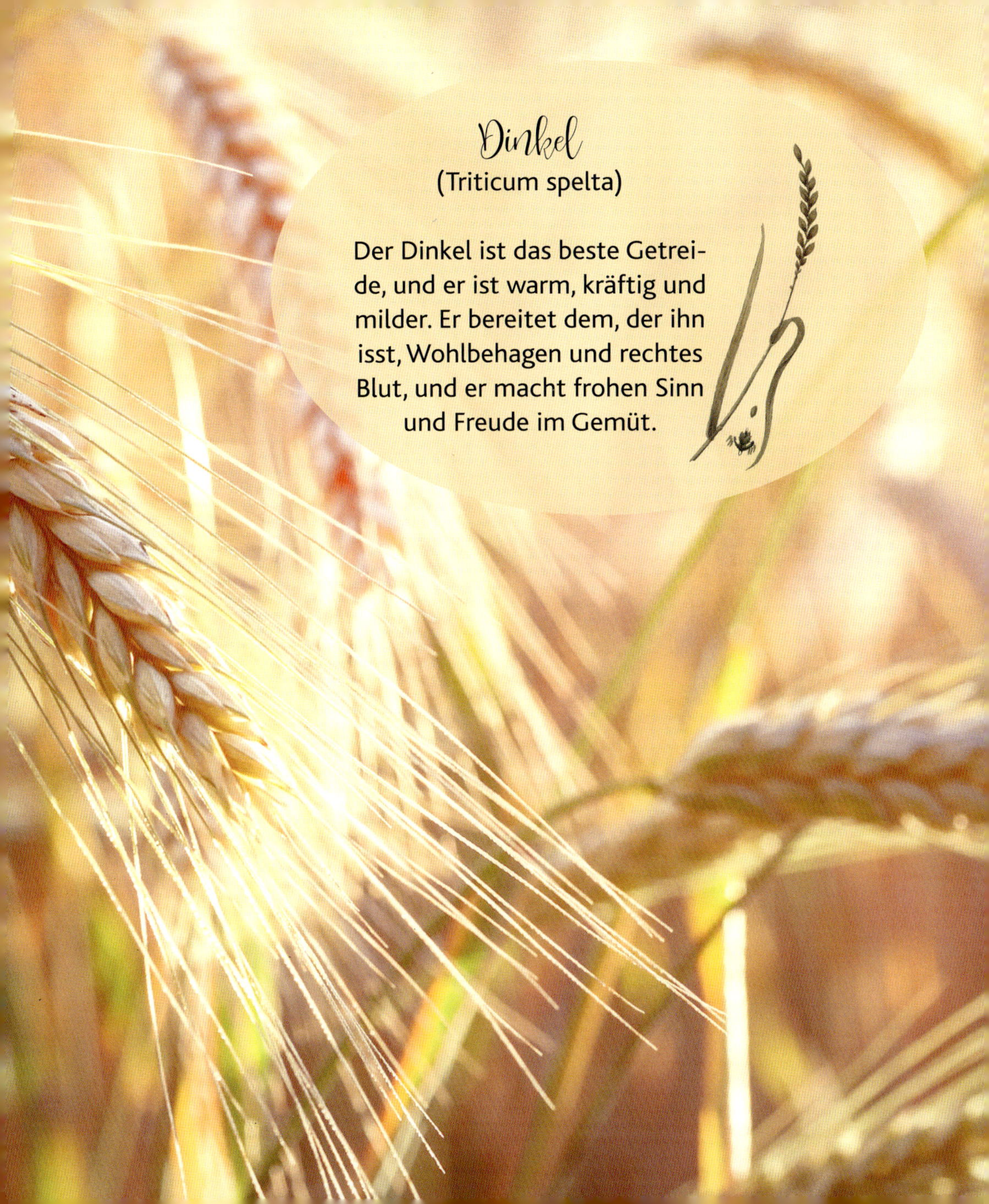

Dinkel

(Triticum spelta)

Der Dinkel ist das beste Getreide, und er ist warm, kräftig und milder. Er bereitet dem, der ihn isst, Wohlbehagen und rechtes Blut, und er macht frohen Sinn und Freude im Gemüt.

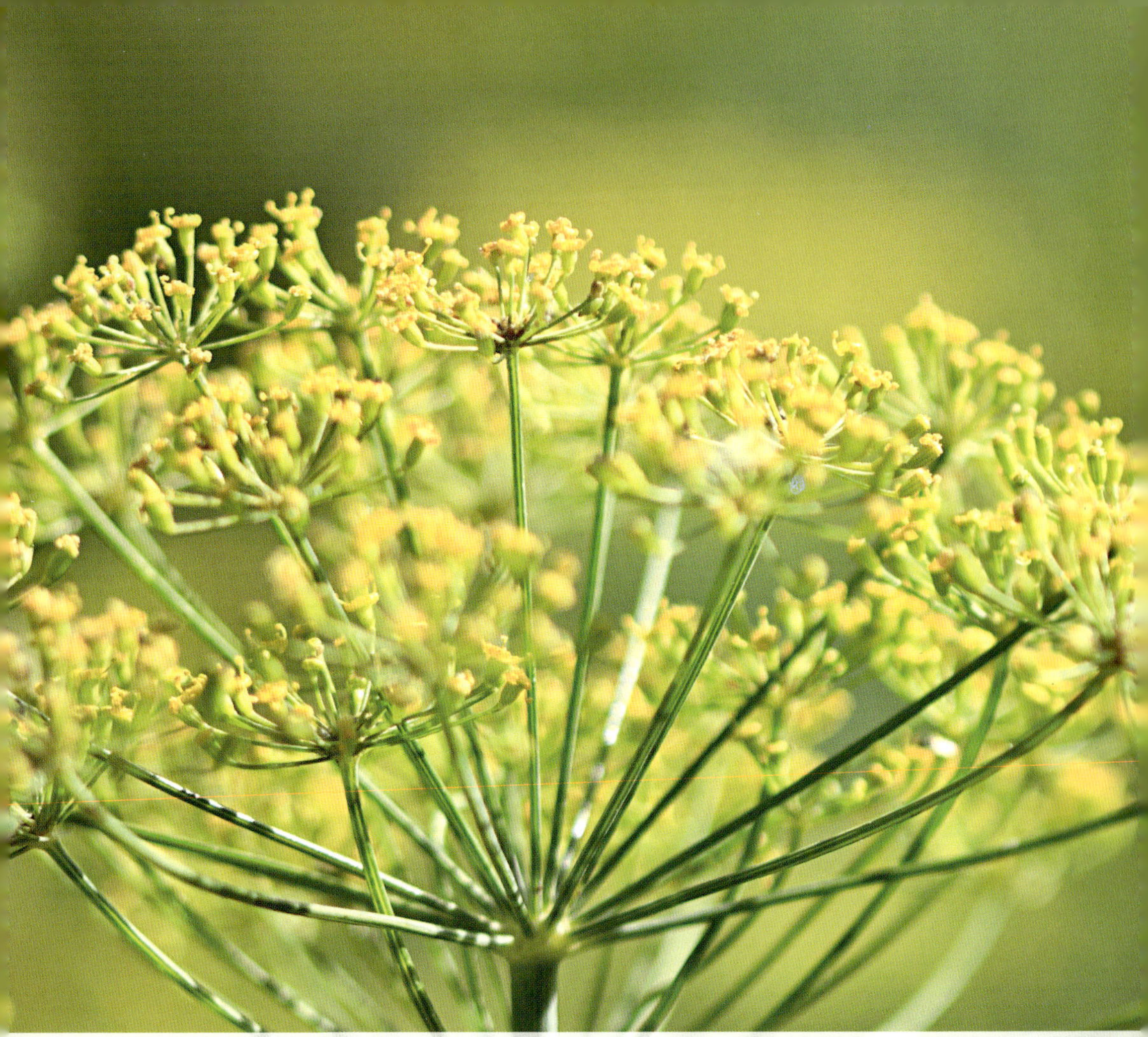

Ich aber, die Nächstenliebe, bin jene Luft,
die alle grüne Lebenskraft ernährt,
die die Blüten erblühen und die Früchte
der Bäume reifen lässt.

Fenchel

(Foeniculum vulgare)

Wie immer der Fenchel gegessen wird, macht er den Menschen fröhlich und vermittelt ihm angenehme Wärme.

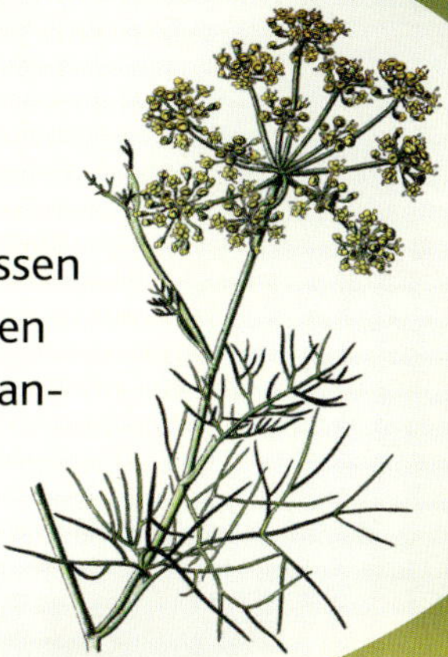

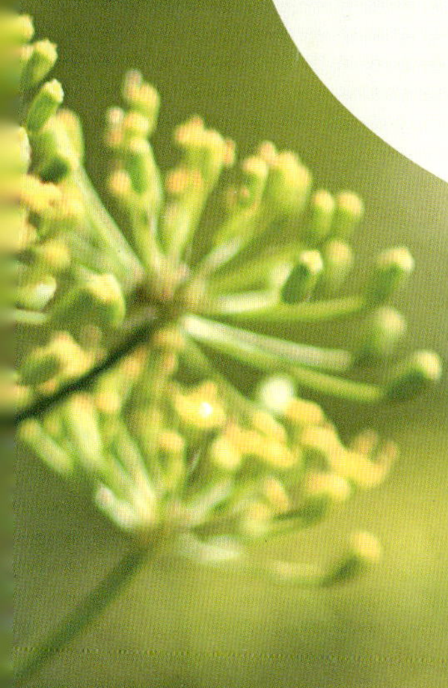

Durch die Seele werden alle Werke
des Menschen verwirklicht,
wie durch den Saft des Baumes
alle Früchte gedeihen.

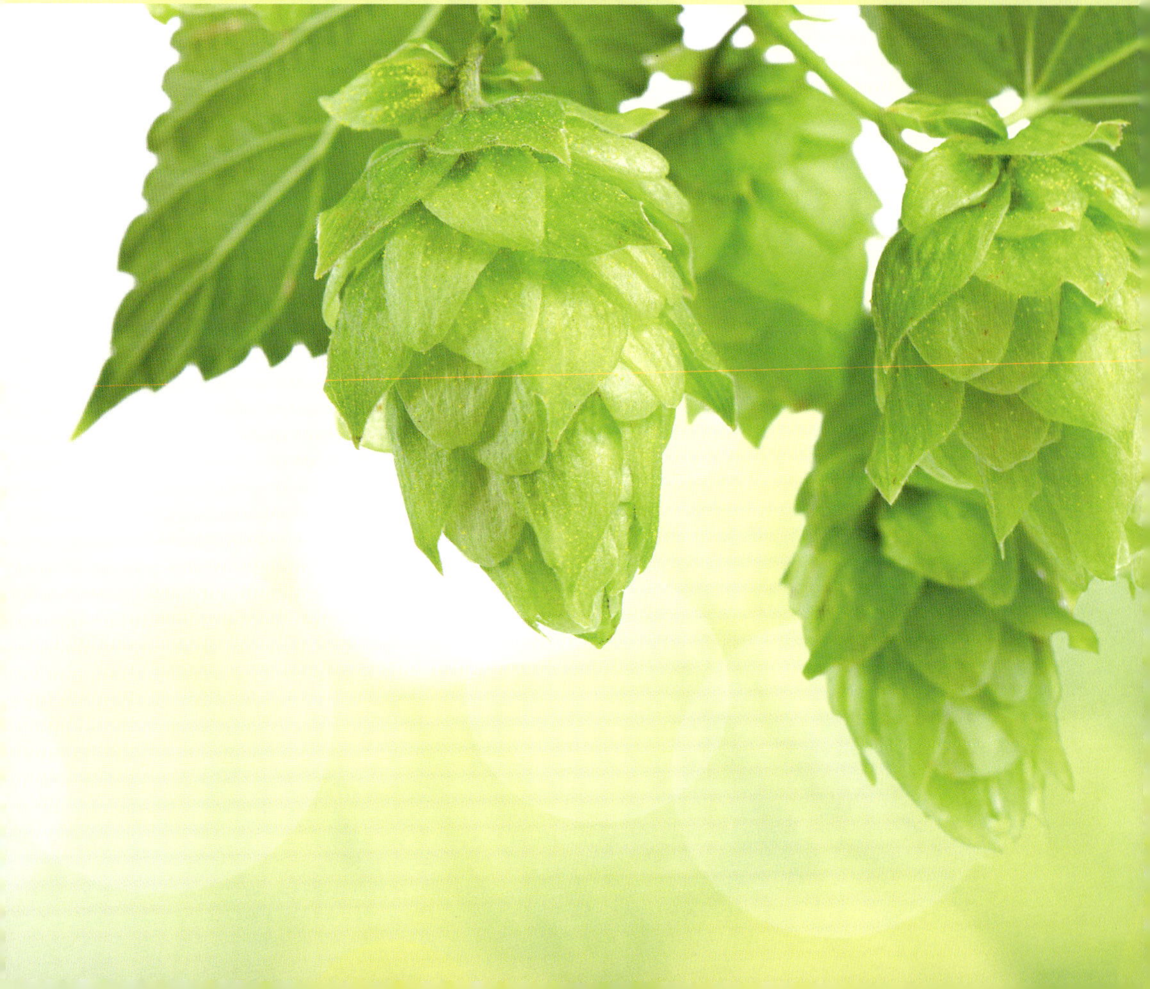

Hopfen (Humulus)

In seiner Bitterkeit ist er nützlich für Getränke, denen er zugesetzt wird, so dass sie sich länger halten können.

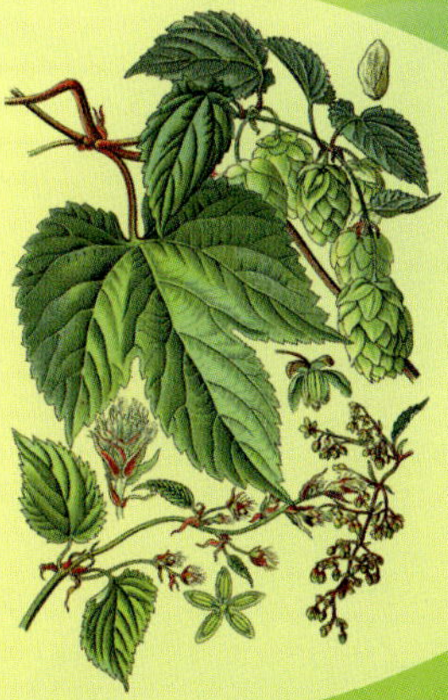

Königskerze (Verbascum)

Wer ein schwaches und trauriges Herz hat, sollte die Königskerze ohne andere Kräuter mit Fleisch oder Fischen kochen und oft essen, und sie stärkt und erfreut das Herz.

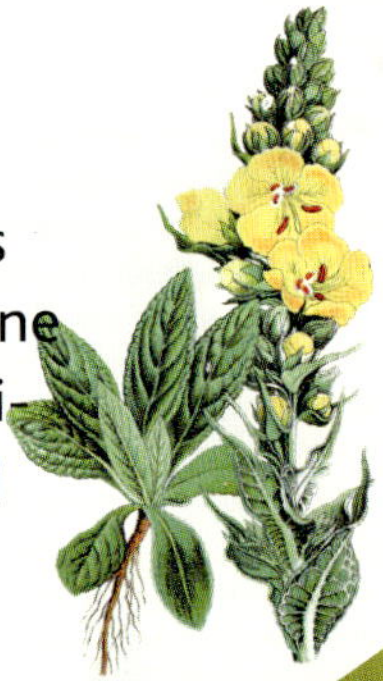

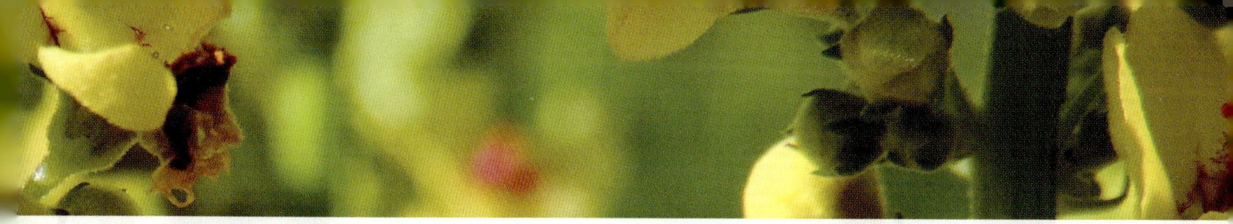

Die Seele des Menschen trägt in sich
einen Wohlklang, einen Zusammenklang,
und sie ist selber tönend und klingend.

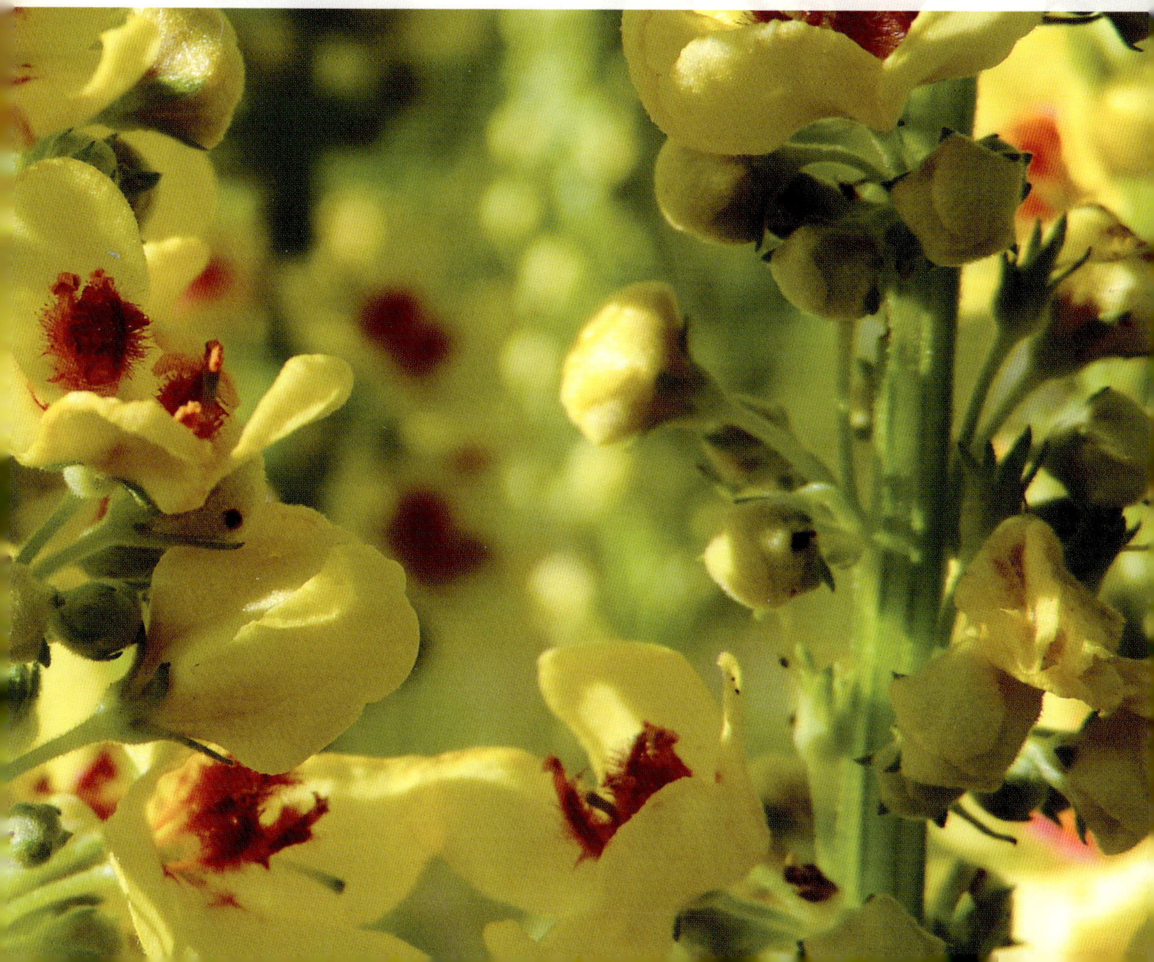

Die Seele ist wie ein Wind, der über die Kräuter weht,
und wie der Tau, der auf die Gräser träufelt,
und wie die Regenluft, die wachsen macht.
Genauso ströme der Mensch sein Wohlwollen aus
auf alle, die da Sehnsucht tragen.

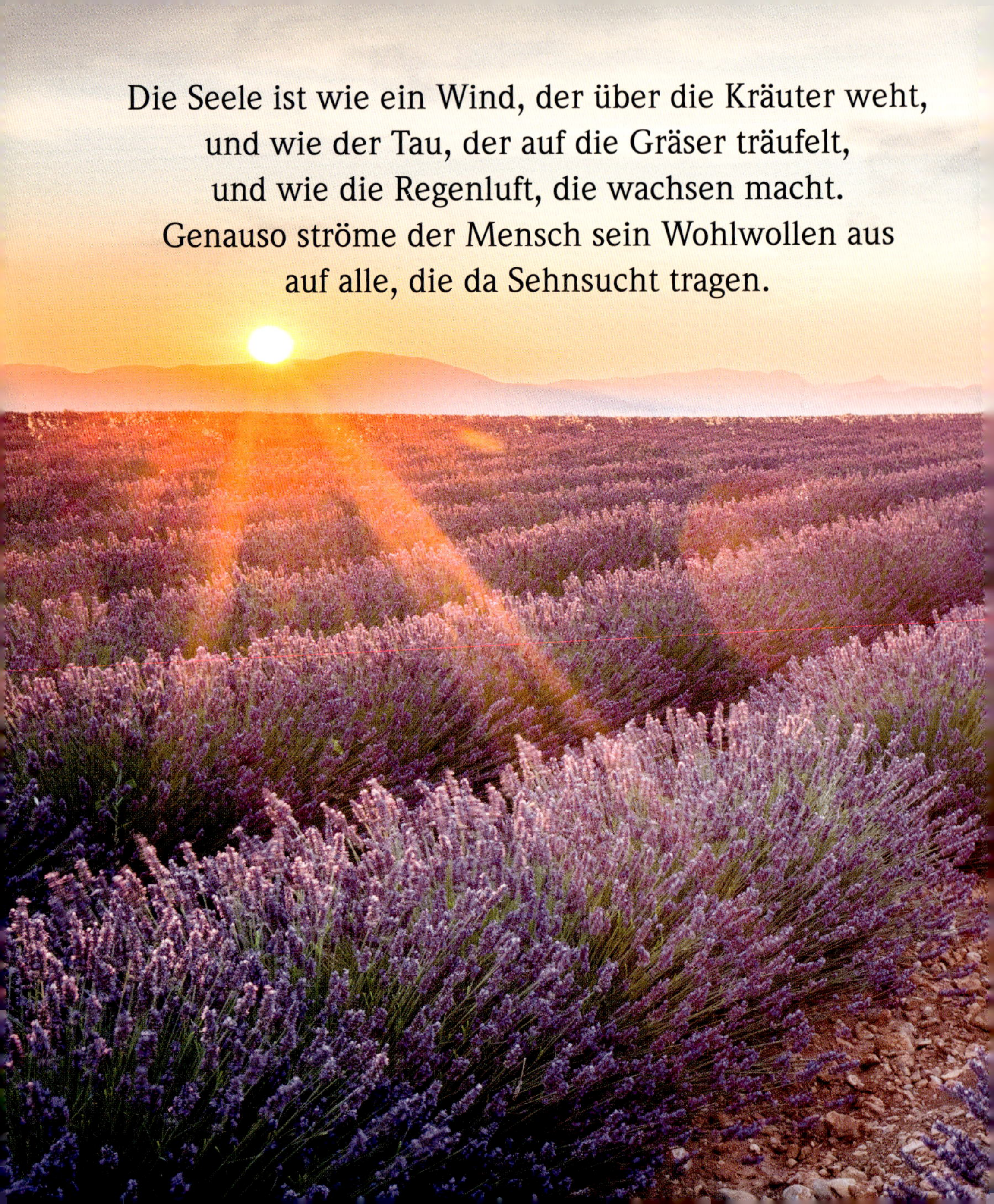

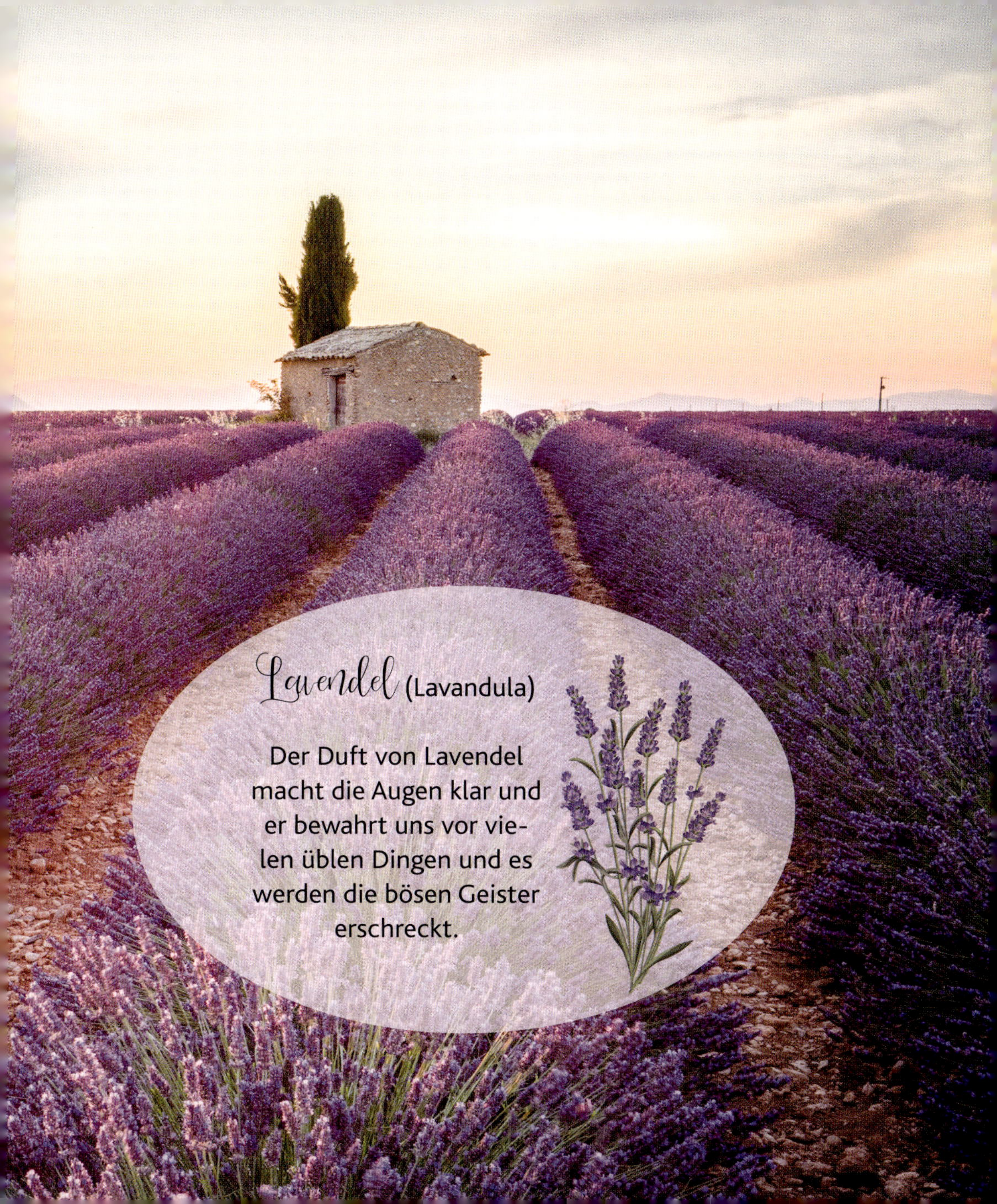

Lavendel (Lavandula)

Der Duft von Lavendel macht die Augen klar und er bewahrt uns vor vielen üblen Dingen und es werden die bösen Geister erschreckt.

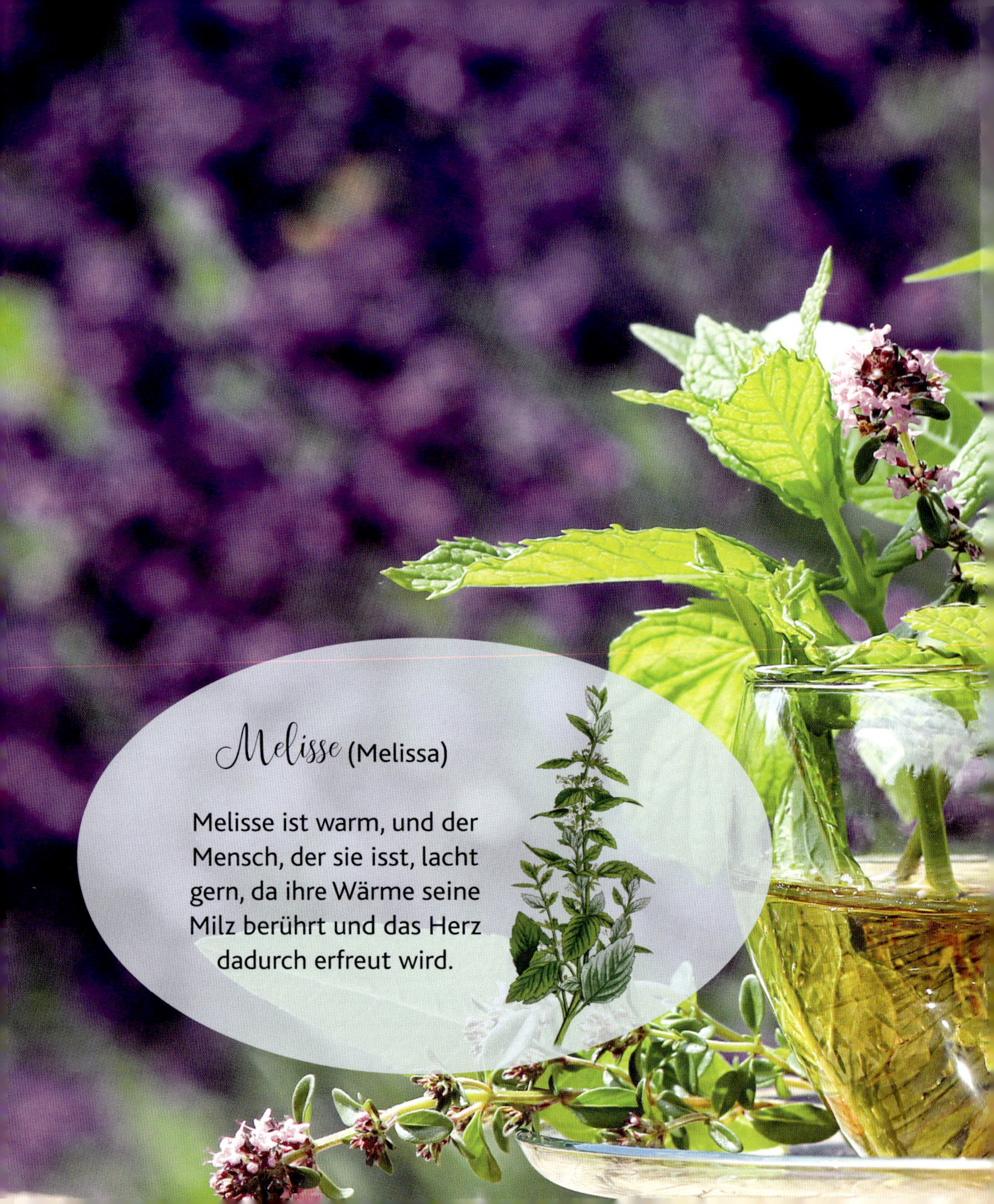

Melisse (Melissa)

Melisse ist warm, und der Mensch, der sie isst, lacht gern, da ihre Wärme seine Milz berührt und das Herz dadurch erfreut wird.

Ich, die Barmherzigkeit, bin in Luft und Tau
und in jeglicher Grünkraft.
Und mein Innerstes ist voll davon,
einem jeden Hilfe zu erweisen.

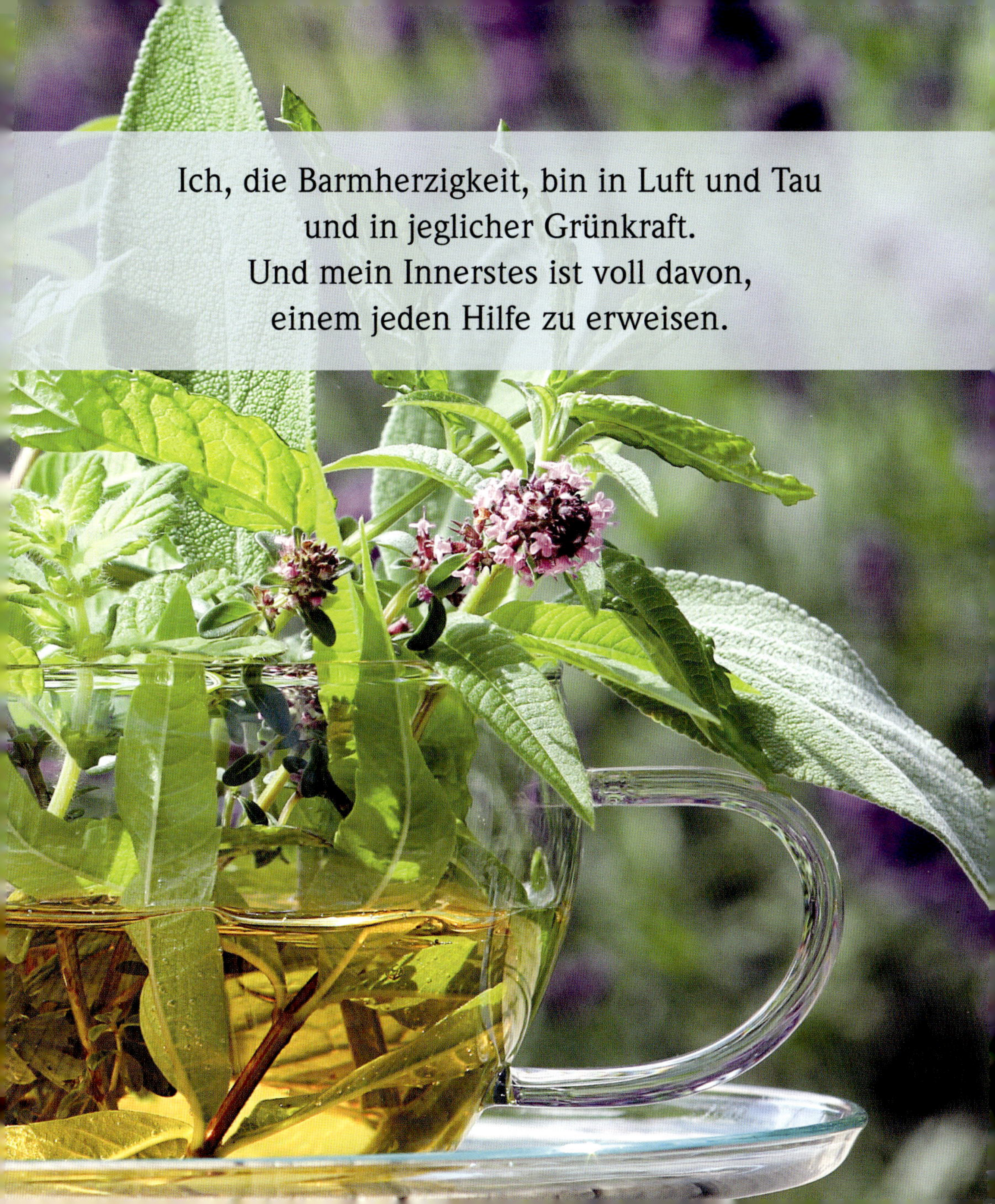

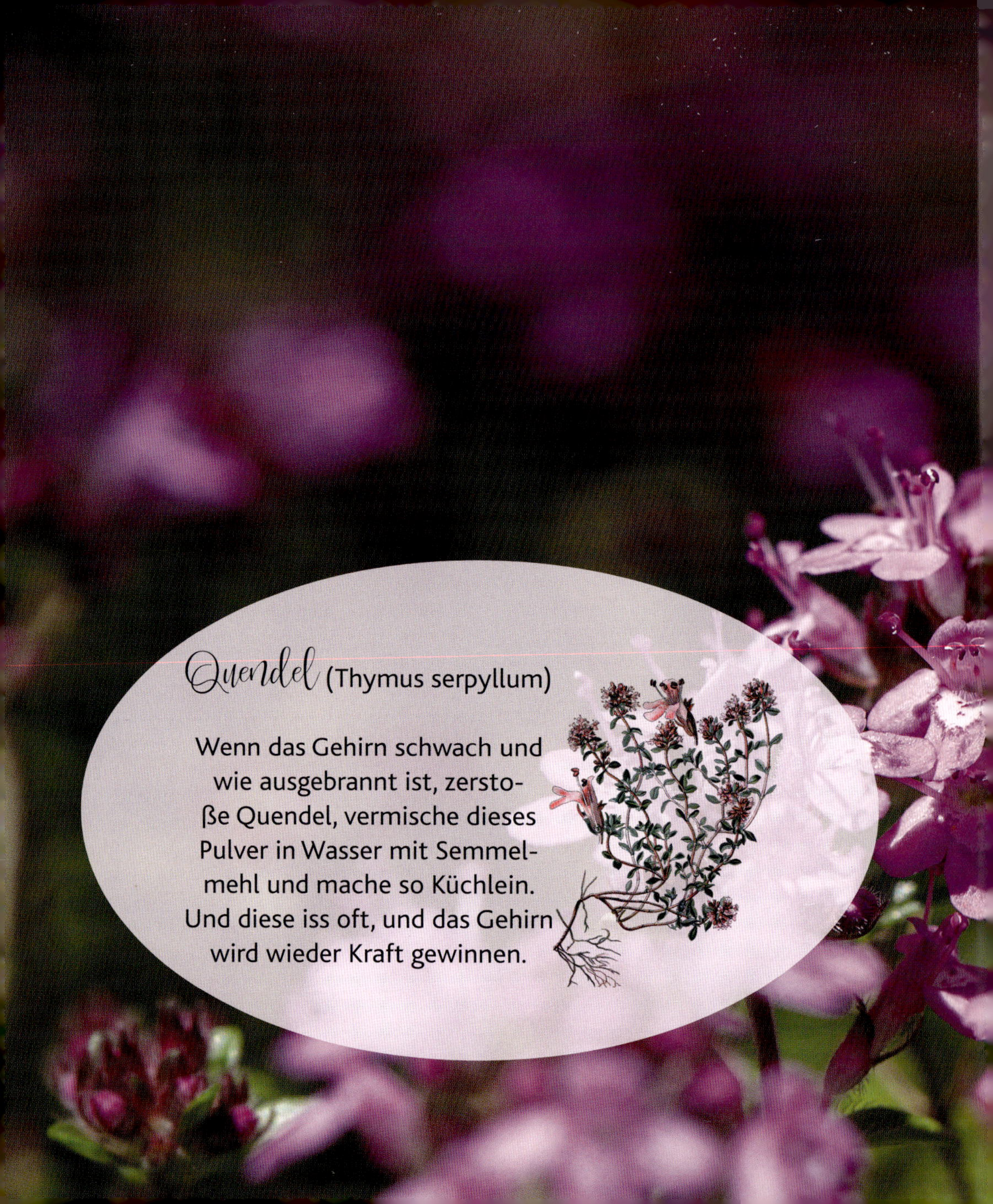

Quendel (Thymus serpyllum)

Wenn das Gehirn schwach und wie ausgebrannt ist, zerstoße Quendel, vermische dieses Pulver in Wasser mit Semmelmehl und mache so Küchlein. Und diese iss oft, und das Gehirn wird wieder Kraft gewinnen.

Die Größe der Seele kann man in den Augen
des Menschen sehen, wenn seine Augen klar,
hell und durchsichtig sind, weil die Seele
im Körper wohnt, um recht viele gute Werke
in ihm zu vollbringen.
Die Augen des Menschen sind die Fenster der Seele.

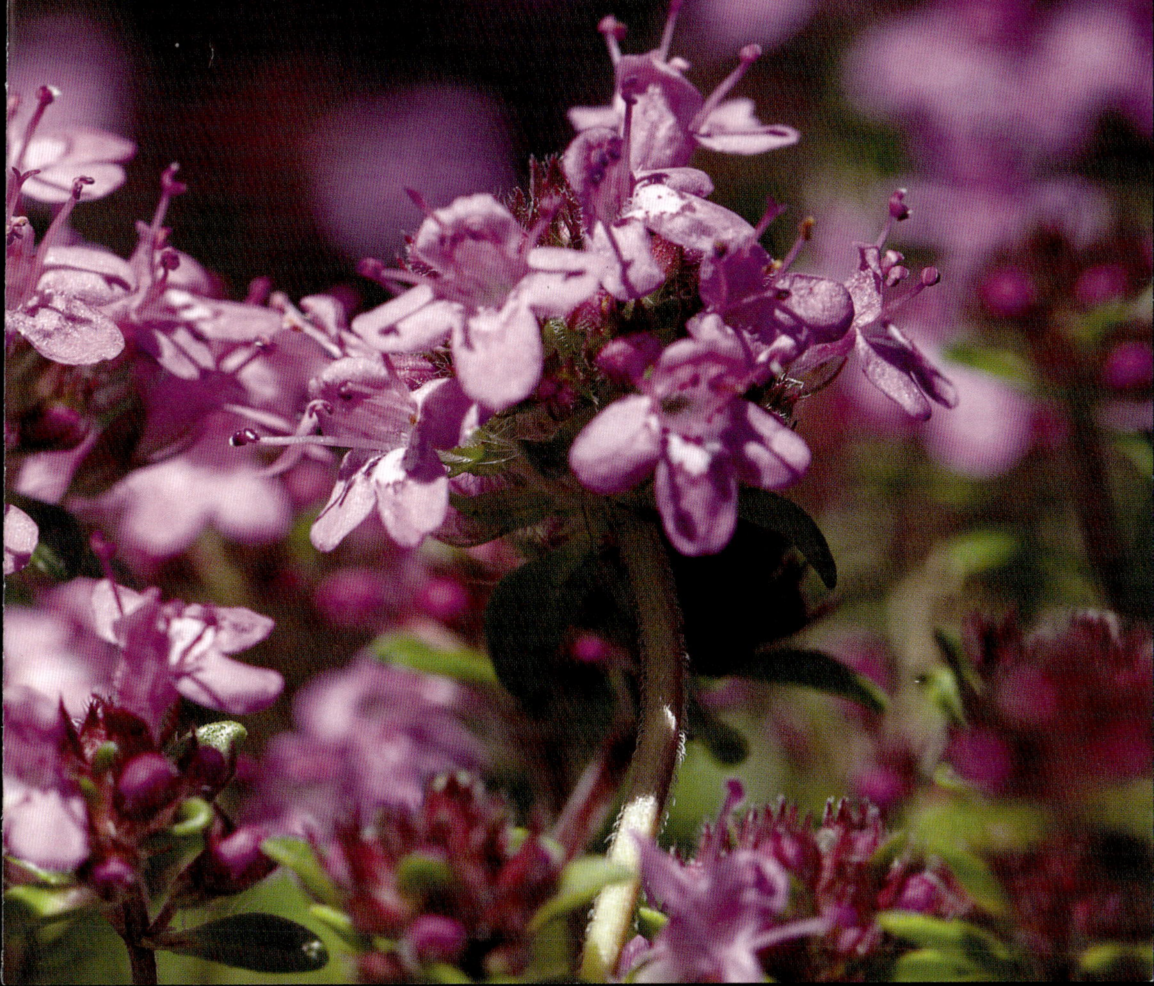

Rose (Rosa)

Wer in seinem Zorn ungestüm ist, nehme eine Rose und ein wenig Salbei, zerreibe sie zu Pulver und halte sie in dem Augenblick, wenn der Zorn in ihm hochsteigt, wegen des guten Dufts an seine Nase, denn die Rose schenkt Freude.

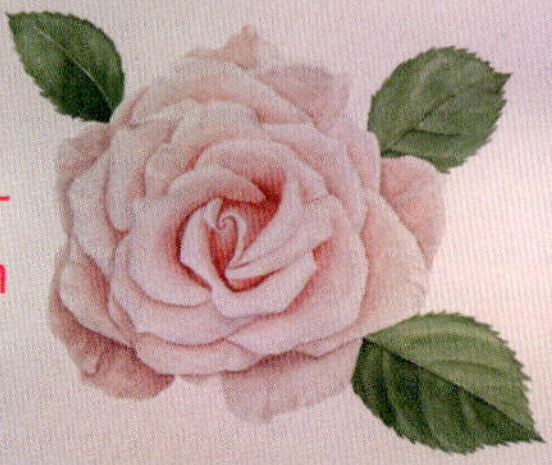

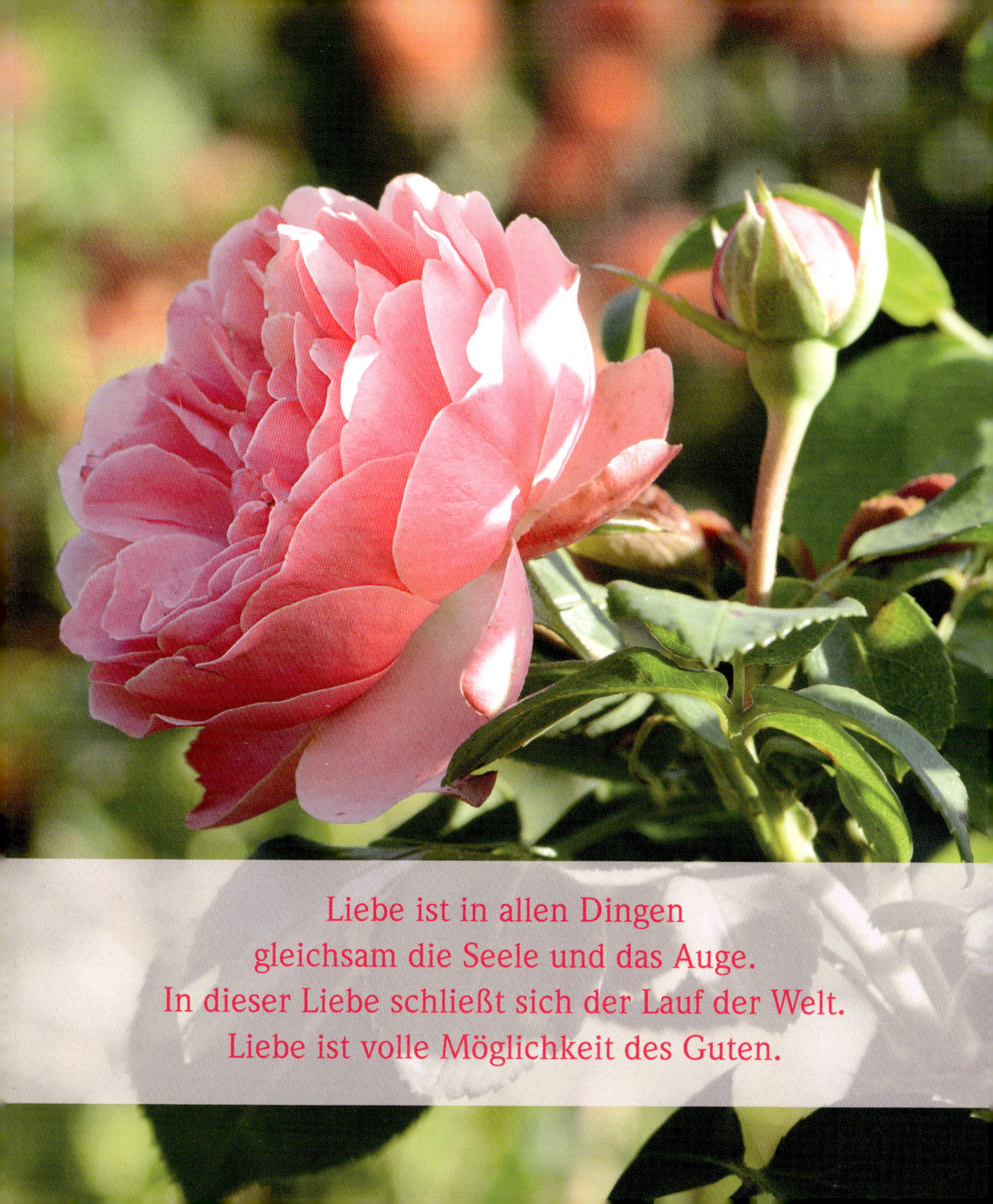

Liebe ist in allen Dingen
gleichsam die Seele und das Auge.
In dieser Liebe schließt sich der Lauf der Welt.
Liebe ist volle Möglichkeit des Guten.

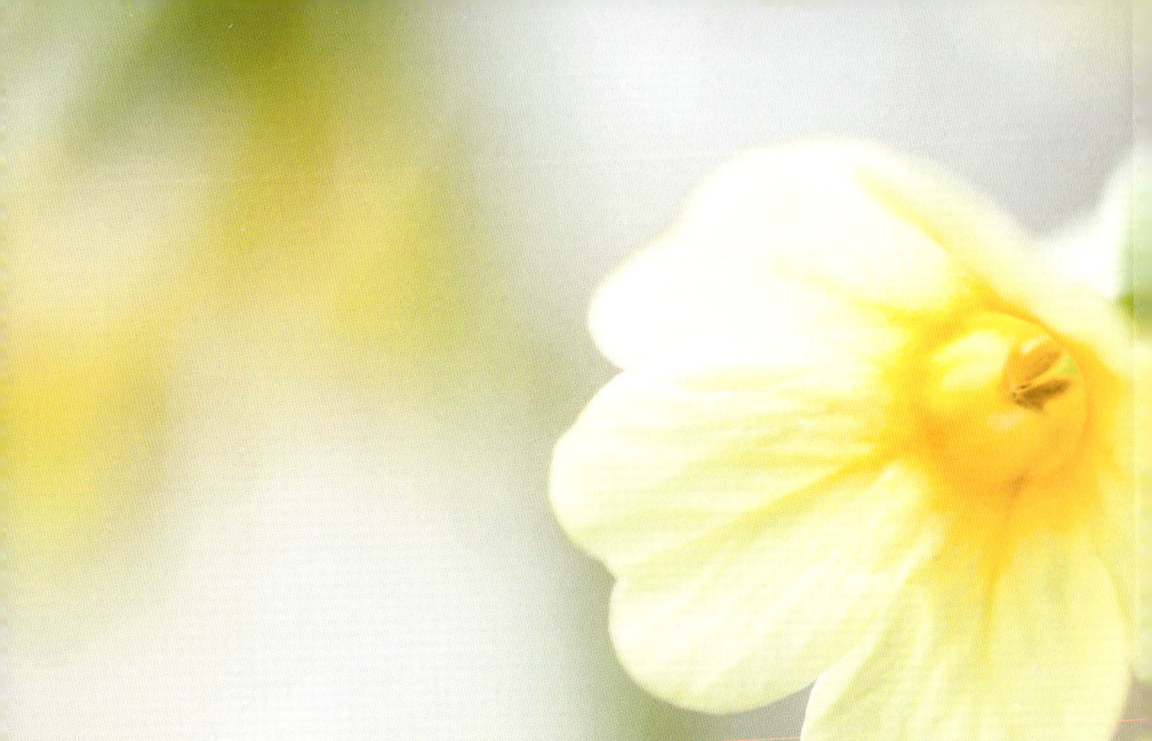

Schlüsselblume
(Primula veris)

Die Schlüsselblume ist warm und hat ihre ganze Grünkraft und ihre Wirkung vom hohen Stand der Sonne. Deshalb unterdrückt sie auch den Zorn im Menschen.

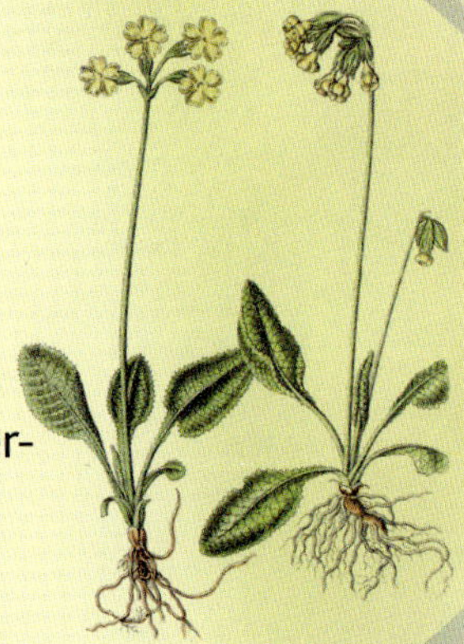

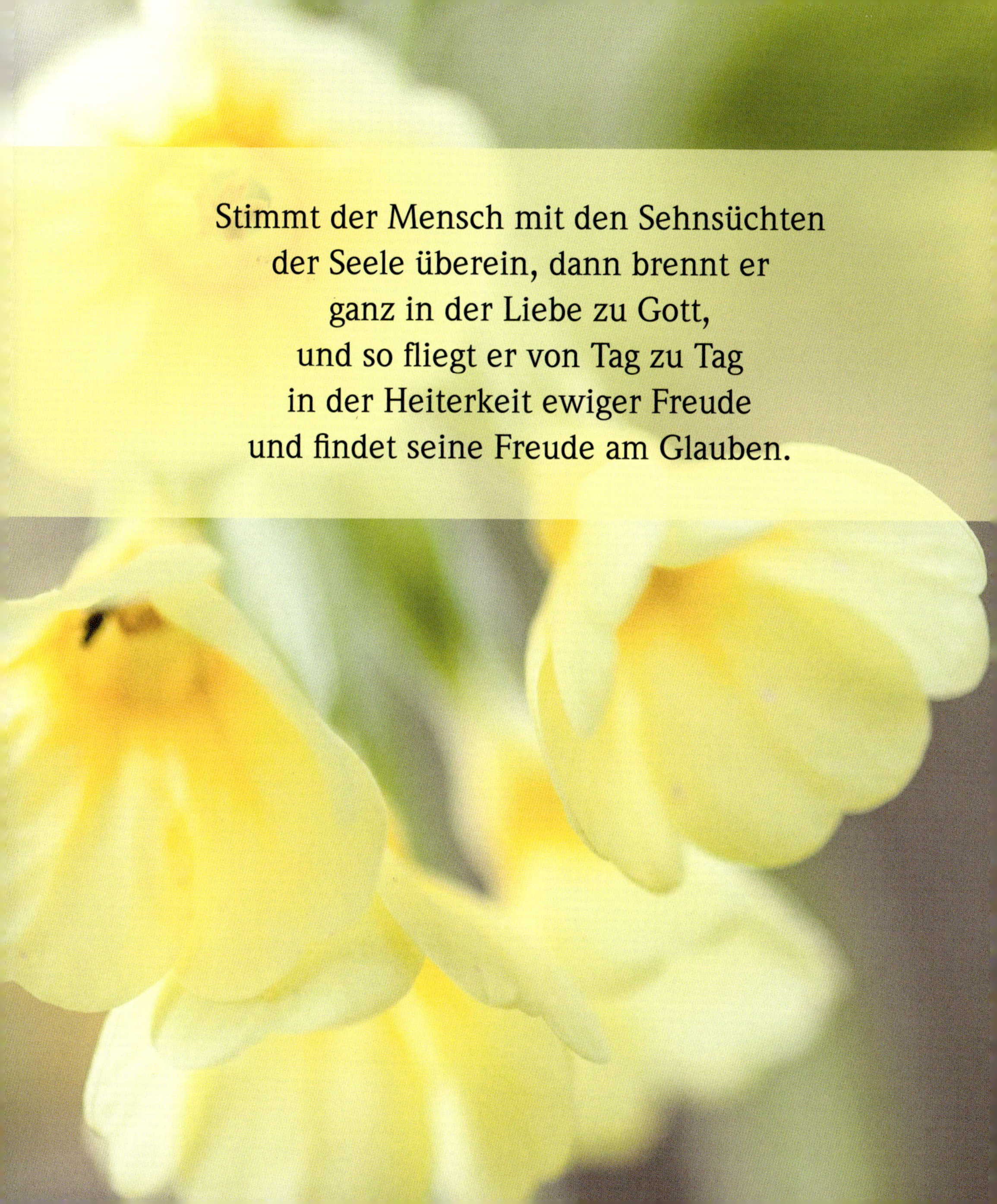

Stimmt der Mensch mit den Sehnsüchten
der Seele überein, dann brennt er
ganz in der Liebe zu Gott,
und so fliegt er von Tag zu Tag
in der Heiterkeit ewiger Freude
und findet seine Freude am Glauben.

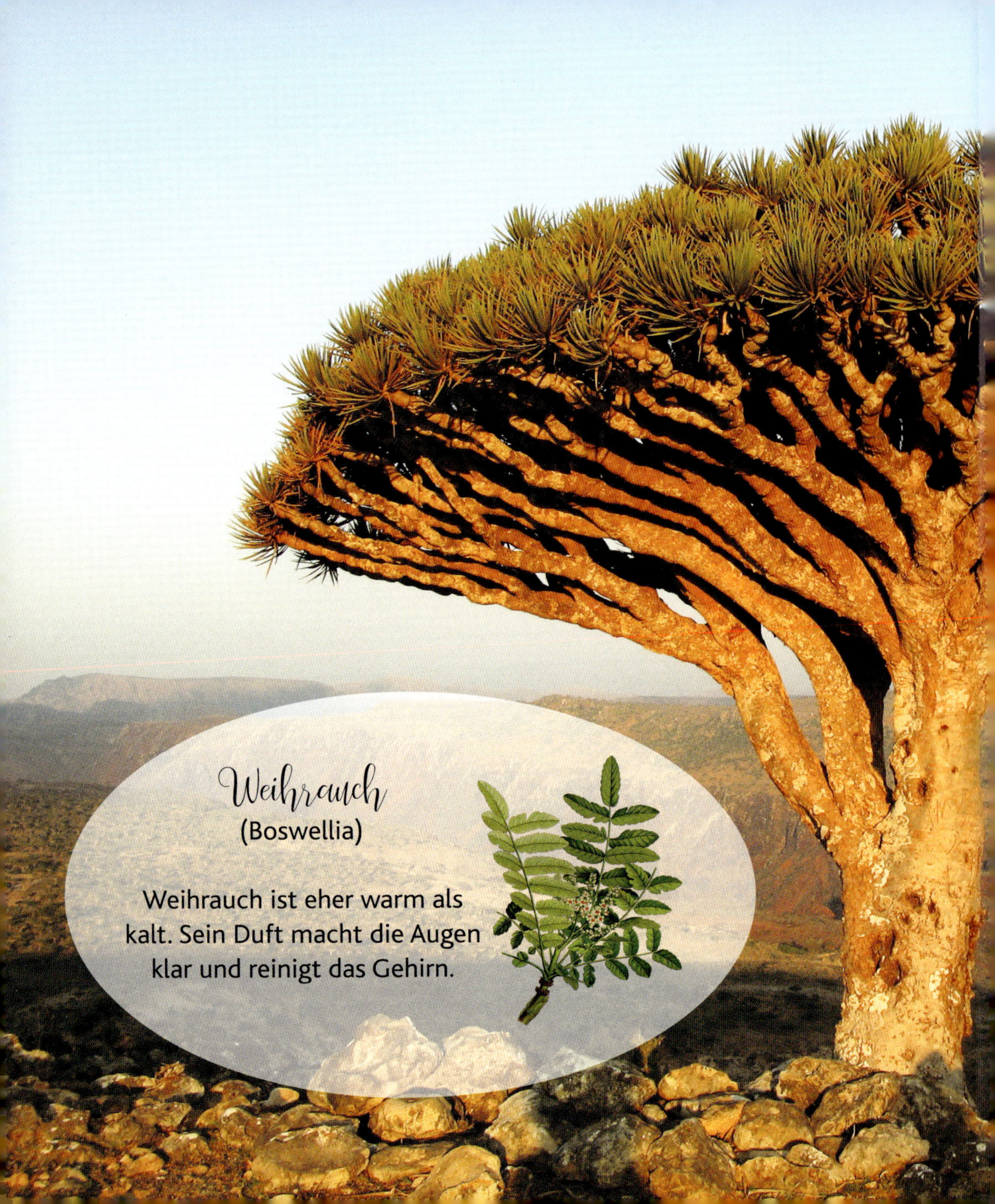

Weihrauch

(Boswellia)

Weihrauch ist eher warm als kalt. Sein Duft macht die Augen klar und reinigt das Gehirn.

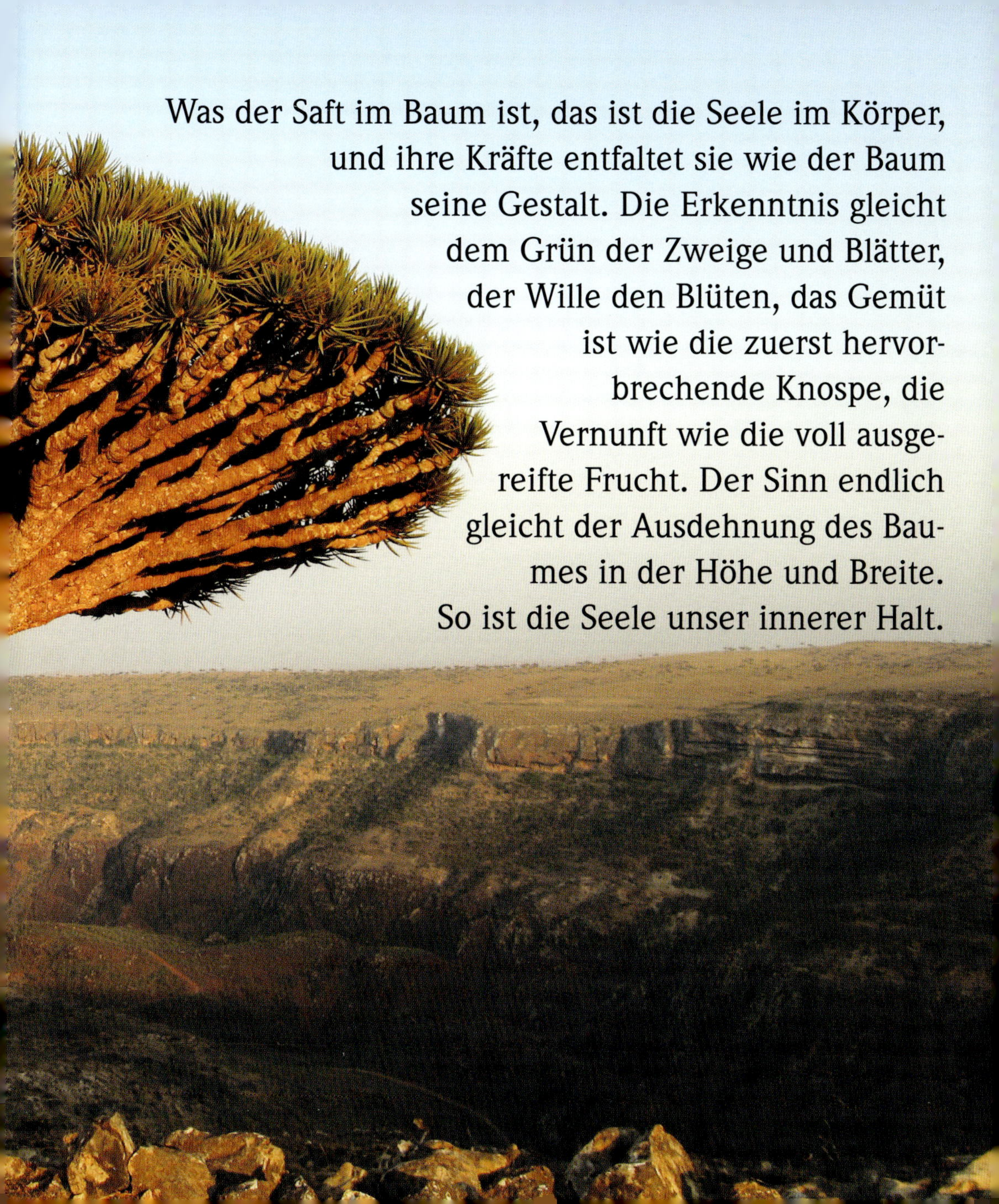

Was der Saft im Baum ist, das ist die Seele im Körper, und ihre Kräfte entfaltet sie wie der Baum seine Gestalt. Die Erkenntnis gleicht dem Grün der Zweige und Blätter, der Wille den Blüten, das Gemüt ist wie die zuerst hervorbrechende Knospe, die Vernunft wie die voll ausgereifte Frucht. Der Sinn endlich gleicht der Ausdehnung des Baumes in der Höhe und Breite. So ist die Seele unser innerer Halt.

Bibliografische Information
der Deutschen Nationalbibliothek
Die Deutsche Nationalbibliothek verzeichnet diese Publikation in der Deutschen Nationalbibliografie; detaillierte bibliografische Daten sind im Internet über http://dnb.d-nb.de abrufbar.

Fotonachweis:
Cover: © viperagp / Fotolia, Vorsatz: © Adisa / shutterstock, Seite 4: © by-studio / Fotolia, 6/7: © Horst Lieber / shutterstock, © Juulijs / Fotolia (kleines Bild), 8/9: © Leonid Ikan / shutterstock, © picture alliance / dpa (kleines Bild), 10/11: © Igor Ivakhno / shutterstock, © picture alliance / dpa (kl. Bild), 12/13: © dedalukas/Fotolia, © picture alliance / dpa (kl. Bild), 14/15: © jaroslava V / shutterstock, © picture alliance / dpa (kl. Bild), 16/17: © Victoria Tucholka / shutterstock, © picture alliance / dpa (kl. Bild), 18/19: © ronnybas / shutterstock, © Kotkoa / shutterstock (kl. Bild), 20/21: © Marina Lohrbach/Fotolia, © picture alliance / dpa (kl. Bild), 22/23: © Claudia Schueth / shutterstock, © picture alliance / dpa (kl. Bild), 24/25: © K. U. Hässler / Fotolia, © Irina Violet / Fotolia (kl. Bild), 26/27: © picture alliance / dpa, 28/29: © annavalerievna1 / Fotolia, © picture alliance / dpa (kl. Bild), 30/31: © ArtKio / shutterstock

Besuchen Sie uns im Internet:
www.st-benno.de

ISBN 978-3-7462-5278-0

Zusammenstellung: Volker Bauch, Leipzig
Umschlag: Ulrike Vetter, Leipzig
Gesamtherstellung: Kontext, Lemsel (A)

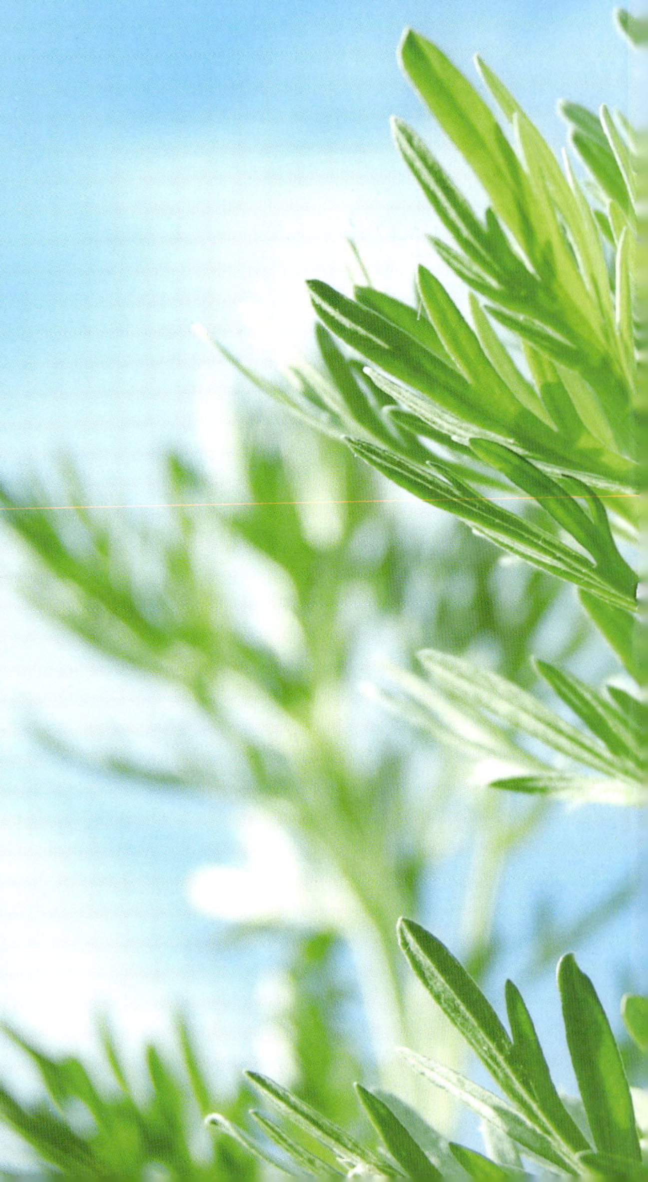